MÉTHODE SCIENTIFIQUE

'ANTI-BÉGAIEMENT

EN 12 EXERCICES

Par M. l'Abbé J. TALAIRACH

Aumônier du Sacré-Cœur de Perpignan

*Plus les mouvements de la pro-
nonciation sont complexes, plus
s'impose l'obligation de les disso-
cier. — La simplicité des exercices
peut seule permettre de les repro-
duire fréquemment pour les faire
passer à l'état d'habitude fonc-
tionnelle.*

Dr GUILLAUME, bègue.

*Tout ce qui est action se fortifie
en se répétant.*

Maine de Biran.

Prix 5 francs

En vente chez l'auteur

Chez Charles LATROBE
Imprimeur-Libraire
rpignan

Chez SAINT-MARTORY
Libraire
Perpignan

MÉTHODE SCIENTIFIQUE

D'ANTI-BÉGAIEMENT

En 12 exercices

MÉTHODE SCIENTIFIQUE

D'ANTI-BÉGAIEMENT

EN 12 EXERCICES

Par M. l'Abbé J. TALAIRACH

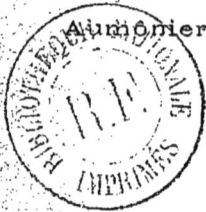

Aumônier du Sacré-Cœur de Perpignan

*Plus les mouvements de la pro-
nonciation sont complexes, plus
s'impose l'obligation de les disso-
cier.— La simplicité des exercices
peut seule permettre de les repro-
duire fréquemment pour les faire
passer à l'état d'habitude fonc-
tionnelle.*

Dr GUILLAUME, bègue.

*Tout ce qui est action se fortifie
en se répétant.*

Maine de Biran.

Prix 5 francs

En vente chez l'auteur

Chez Charles LATROBE	Chez SAINT-MARTORY
Imprimeur-Libraire	Libraire
Perpignan	Perpignan

AVANT-PROPOS

Lorsque nous voulûmes travailler scientifiquement au redressement de quelques bègues que la Providence avait placés sur nos pas, nous eûmes naturellement la pensée de mettre entre leurs mains un *compendium* qui devînt pour eux comme un livre classique. Nous pensions que, puisque d'après la statistique Chervin, il y a en France plus de cent mille bègues, il devait exister une méthode d'anti-bégaiement. Nous cherchâmes ; n'en trouvant aucune nous fûmes obligé d'en faire une pour l'usage de nos élèves ; nous en puisâmes, çà et là, les principaux éléments dans les travaux de nos devanciers : Dupuytren, Sir Charles Bell, Muller, Colombat, Guillaume, Chervin et Kussmaul. Mais, puisque l'on prétend que cette Méthode éclectique peut être utile aussi à des élèves qui, pour diverses raisons, ne nous seront jamais confiés, pourquoi ne pas lui donner la liberté d'aller là où elle pourra soulager une souffrance ? C'est ce que nous faisons.

Pour apprendre au bègue l'art de la parole nous avons copié la nature. Or, que fait-elle sous l'influence de l'éducation ? Elle développe peu à peu les forces natives. L'enfant commence par respirer ; la respiration est l'objet du premier exercice. Il fait entendre des sons voyelles; c'est l'objet du deuxième et du troisième exercice. Il prononce des syllabes, puis il gazouille des mots si doux à l'oreille des parents et si agréables à Dieu lorsqu'ils expriment une pensée religieuse; c'est l'objet du quatrième, du cinquième, du sixième, du septième et du huitième exercice. Enfin, on lui enseigne à lire et à converser; c'est l'objet des quatre derniers exercices.

Nous sommes convaincu que par l'emploi de notre Méthode on peut, dans presque tous les cas, corriger le bégaiement au point de le rendre à peine perceptible, lorsque le bègue se surveillera. Notre Méthode est, en effet, rationnelle, simple, facile, pratique et sûre.

I. Elle est rationnelle. Elle est basée, non sur l'empirisme aveugle de ces professeurs de bègues qui n'ont jamais su ni ce qu'ils faisaient ni où ils allaient, mais sur les principes physiologiques et psychologiques exposés dans notre Manuel.

II. Elle est simple parce qu'elle ne contient que douze exercices. Si le bègue fait deux exercices par jour et si avant d'entreprendre un nouvel exercice il répète tous ceux qui précèdent, à la fin de la première semaine il aura terminé la méthode; alors, les deux autres semaines qui terminent le traitement proprement dit, seront consacrées à revenir sur ce qui a été fait, mais en se fortifiant sur le terrain conquis et en améliorant la nouvelle diction. Nous aurions pu, facilement, multiplier ces exercices et en faire un gros volume bourré de mots difficiles à prononcer et de lectures; nous avons préféré condenser ces exercices. Nous nous sommes borné aux plus indispensables et nous avons laissé au professeur le soin de les augmenter selon telle variété de bégaiement [1].

III. Elle est facile parce que chaque exercice prépare le suivant. Les voyelles étant plus faciles que les consonnes, c'est par elles que nous commençons. Il est plus facile de prononcer une lettre isolée qu'une syllabe et un mot; aussi nous suivons dans chaque exercice la graduation des lettres, des syllabes et des mots; pour le même motif nous renvoyons, avec Müller, les explosives et les composées à la fin des exercices sur les consonnes. Dans le but de faciliter le travail d'articulation — avec l'Anglais Charles Bell et l'Allemand Kussmaul — nous faisons toujours articuler la syllabe qui commence par une voyelle avant celle qui commence par une consonne.

IV. Elle est pratique. Suivant le système du Dr Guillaume nous dissocions, nous séparons chaque exercice et dans chaque exercice nous distinguons chaque mouvement; nous attaquons ainsi chaque difficulté séparément, afin de la vaincre ; *ici nous divisons pour régner*. On remarquera que dans chaque exercice d'articulation nous n'avons choisi et inséré que des mots où ne se trouvent que des consonnes faisant l'objet de l'exercice, ou mieux, du mouvement. Nous séparons chaque syllabe par un trait horizontal pour rappeler au bègue qu'il doit syllaber, séparer un peu chaque syllabe et battre la mesure syllabique. Après

----

[1] Pour les variétés du bégaiement, voir la IIIe partie, chap. VII, du Manuel d'anti-bégaiement.

son traitement il doit continuer de battre énergiquement la mesure chaque fois qu'il fait les exercices
sur les articulations, même lorsque son professeur l'a
dispensé de la battre dans les lectures de choix et les
conversations ; c'est ainsi qu'il évitera l'aheurtement
des syllabes si dangereux pour les bègues. De plus
nous lui rappelons l'inspiration initiale par un trait
vertical, là où il doit inspirer ; il pourrait, à la rigueur,
ne pas faire des inspirations aussi fréquentes, mais
comme nous exigeons, dans la pratique des articulations
de la Méthode, une excessive lenteur, nous avons dû
multiplier les traits. Cette lenteur dans les exercices
articulatoires le bègue doit l'observer, même lorsque
ses progrès lui permettent d'accélérer un peu le pas
dans les lectures et les conversations : il ne doit pas
oublier que plus il sera fidèle à cette lenteur, dans ces
exercices d'articulation, plus il lui sera facile d'accélérer
un peu le pas, sans danger, dans les conversations.
Par ces respirations méthodiques qui se renouvellent
plus de 300 fois dans le courant des exercices, nous
restaurons le rythme respiratoire du bègue et sans
qu'il s'en aperçoive nous régularisons le mouvement
des muscles de sa poitrine. Il est évident que le but
ne serait pas atteint si l'on considérait la Méthode
comme un simple livre de lecture laissant au bègue le
soin de respirer à sa guise.

Pour la persévérance des bègues nous ne faisons
que *conseiller* les lectures de choix quotidiennes ;
mais nous *exigeons* les huit premiers exercices
quotidiens de la Méthode, parce que, dans une lecture

ordinaire, le bègue devra souvent parcourir trois ou quatre pages avant de rencontrer l'articulation qui offre pour lui des difficultés, tandis que dans la Méthode chaque syllabe, chaque mot porte son coup.

Notre Méthode est *pratique*, même après le traitement. Que font, en général, les professeurs lorsque l'élève a terminé le traitement ? Ils lui donnent quelques pages de conseils en recommandant surtout de très longues lectures ; aussi un grand nombre de ceux qui étaient sensés guéris sont — six mois après le traitement — aussi bègues qu'avant de commencer. Pourquoi ? Parce que ces conseils, qui cependant sont bons, étaient insuffisants. Ces conseils nous rappellent la réponse de Pierre à Paul qui avait perdu son chemin :
« Je pourrais bien vous donner un guide ou une note
« écrite ; mais il vous est impossible de vous tromper :
« allez tout droit ; puis trois fois vous trouverez
« quatre chemins ; la première fois vous prendrez
« celui de gauche, la deuxième fois celui de droite et
« la troisième fois celui de gauche ; enfin pendant
« deux fois vous vous trouverez en face de plusieurs
« chemins, la première fois vous prendrez le deuxième
« à votre droite et la deuxième fois vous prendrez le
« troisième à votre gauche. A moins d'être un sot
« vous devez ainsi retrouver votre chemin. » — Quel était le plus naïf des deux ?

Prévenir les rechutes, dit avec raison le Dr Guillaume, doit être la préoccupation constante de tout traitement vraiment sérieux. Or l'expérience nous démontre que pour prévenir les rechutes innombrables des bègues

2

les lectures ne suffisent pas. Les meilleurs pianistes ne doivent-ils pas souvent revenir aux gammes? De même les bègues doivent *chaque jour* revenir aux procédés méthodiques qui ont obtenu l'amélioration où ils se trouvent après le traitement. Voilà pourquoi, afin d'enlever au bègue convalescent tout prétexte tendant à excuser ses rechutes, nous avons simplifié la Méthode qui doit l'instruire pendant le traitement et qui, après le traitement, doit *nécessairement être continuée.* Plus il renouvellera avec application les exercices, plus il se rapprochera de la guérison. Mais, jusqu'à ce qu'il soit arrivé à son complet rétablissement, il doit chaque jour faire, dans les exercices d'articulation, au moins les mouvements qui concernent les syllabes ; ces fractions *indispensables* d'exercices ne lui demanderont pas plus de 15 minutes.

V. Elle est *sûre* parce que ces exercices ont fait leurs preuves et que des hommes compétents en ont constaté les bons résultats ; elle est même utile aux récidifs qui ont le courage d'en suivre les exercices lentement, graduellement, pendant trois semaines. Ce ne sont pas d'interminables lectures qu'il faut à ces pauvres rechutés, mais des exercices méthodiques qui restaurent leur phonation en commençant par la base.

Nous divisons notre Méthode en deux parties qui, dans le traitement du bègue, surtout en commençant, doivent être bien distinctes et ne marcher que l'une après l'autre. Les exercices de la première partie ont pour but de triompher des difficultés qui viennent du fonctionnement anormal des organes ; ceux de la seconde partie visent les difficultés qui ont leur racine dans l'âme, mais dont les organes reçoivent le contrecoup. Il est, relativement, facile de vaincre le bégaiement externe que nous avons en vue dans la première partie ; mais il n'en est pas de même du bégaiement interne que nous combattons dans la seconde.

Que Dieu vienne en aide à tous ceux qui se serviront de cette Méthode ! Qu'il accorde persévérance aux bègues afin qu'ils puissent voir leurs efforts couronnés d'un plein succès ; et qu'il accorde *patience* à leurs professeurs, parents ou amis, afin qu'ils puissent dire de leur infirme avec Ambroise Paré, le célèbre chirurgien de Charles IX : « *Je l'ai soigné, Dieu l'a guéri !* »

PREMIÈRE PARTIE
MANŒUVRE ORGANIQUE

CHAPITRE PREMIER
Manœuvre des 3 mécanismes
qui doivent contribuer à la parole

ARTICLE PREMIER
Jeu du mécanisme de la respiration.
Mouvement du soufflet. [1]

1ᴱᴿ EXERCICE [2]
(2 Mouvements)

1ᵉʳ Mouvement. — Respiration ordinaire.

L'élève fera cet exercice et le suivant en se tenant
debout si c'est possible, afin que le jeu des muscles
de la poitrine s'opère plus facilement. Il fera une

[1] Dr Guillaume.

[2] Durant les trois semaines du traitement l'élève suspendra
tous les travaux étrangers à l'anti-bégaiement; il suspendra
même ses études classiques ou les occupations de sa pro-
fession. Pendant les 4 premiers jours, c'est-à-dire depuis
le 1ᵉʳ exercice jusqu'au 9ᵐᵉ, il gardéra le silence le plus
complet; il ne lira que pour faire les exercices indiqués
par le professeur. Au 5ᵐᵉ jour qui correspond avec la 9ᵐᵉ
leçon relative à la lecture, il pourra commencer à lire
méthodiquement. Pendant le silence de ces 5 premiers jours
il ne causera ni avec ses parents ni avec ses amis, ni
même avec son professeur ; il transmettra ses pensées par

inspiration ordinaire; elle doit être nasale, prompte et
faite avec la bouche fermée. Cette respiration, qui ne
sert qu'à l'entretien de la vie dans les poumons, est
impuissante pour la production de la parole. L'élève
ne la fait que pour mieux saisir la différence notable
qu'il y a entre elle et la respiration vocale ou buccale
qui fera l'objet du 2me mouvement. Beaucoup de
bègues ne le sont que parce qu'ils ont la déplorable
habitude, quand ils veulent parler, de faire la respiration nasale au lieu de faire la respiration buccale.

2me Mouvement. — Respiration vocale.

L'élève fera successivement et lentement 5 respirations vocales. Comme, surtout pendant cette respiration vocale, la poitrine remplit l'office d'un vrai
soufflet, l'élève se servira de son bras droit pour en
imiter les mouvements. Son bras en s'élevant rapide-
ment lui rappellera le manche du soufflet qui s'élève
pour inspirer l'air; son bras en s'abaissant lentement

signes ou par écrit comme s'il était muet. Pour n'être pas
exposé à rompre ce silence, il s'abstiendra de jouer; ou
plutôt il jouera beaucoup et son jeu consistera à souvent
répéter soit seul, soit avec ses parents ou ses amis, les
exercices de la leçon précédente. Cependant, le chant ne
lui est pas interdit, il lui est même conseillé. Ce sera,
seulement, au 6me jour correspondant avec la 11me et la
12me leçon, relatives à la conversation, qu'il pourra rompre
tout à fait le silence.

Nous supposons que l'élève reçoit deux leçons par jour et
fait un exercice nouveau à chaque leçon.

lui rappellera le même manche qui s'abaisse pour chasser, expirer l'air en produisant le vent.

L'élève tiendra ses épaules en arrière et la poitrine saillante.

Pendant l'inspiration et le repos intermédiaire, il refoulera un peu dans le pharynx sa langue dont la pointe s'appuyera fortement contre la partie antérieure du palais; il abaissera la mâchoire inférieure; il tendra transversalement ses lèvres de manière à écarter leur commissure en agrandissant la bouche des deux côtés, et il ouvrira la bouche autant qu'il le pourra malgré la gêne occasionnée par ces positions exagérées qui ont cependant toutes un but physiologique.

Au commencement de l'inspiration, alors qu'il inspirera l'air, il élèvera son bras pendant 4 ou 5 secondes jusqu'à ce que la poitrine soit gonflée d'air inspiré.

Il prolongera, selon ses forces, le repos intermédiaire, son bras étant toujours levé.

Il n'abaissera le bras et ne commencera son expiration, que sur l'ordre du professeur. Pendant toute l'expiration il fera entendre le son sonore de A et abaissera le bras très lentement au fur et à mesure que l'air expiré sortira *peu à peu* de sa poitrine — *expulsé par la bouche et non par le nez* — de manière qu'il n'aie plus d'air dans le thorax lorsque le bras aura repris sa position normale et perpendiculaire. Il s'efforcera afin de prolonger son expiration jusqu'à 25 ou 30 secondes; ainsi, en ne dégonflant

que petit à petit sa poitrine il apprendra à faire la
lutte vocale que presque aucun bègue ne sait faire et
il s'habituera à être maître dans sa maison, c'est-à-
dire maître de son expiration.

Avec les doigts de la main droite il comptera
les 3 temps de la respiration vocale :

1º L'inspiration.
2º Le repos intermédiaire.
3º L'expiration.

Il fera tous ces mouvements avec précision, parce
que l'exercice du soufflet thoracique est un des plus
importants et cependant un des plus mal exécutés par
les bègues.

ARTICLE 2

Jeu du mécanisme du larynx. — Instrument vocal.
Manœuvre labiale des voyelles.

2ME EXERCICE [1]

(5 Mouvements)

1er Mouvement. — Arrêts réguliers.

Pendant une respiration vocale, semblable à celle
du 2me mouvement du 1er exercice, l'élève accom-
pagnera toute son expiration *d'arrêts réguliers* qui
seront marqués chaque fois par un arrêt dans le
mouvement d'abaissement du bras droit.

2me Mouvement. — Arrêts irréguliers.

L'élève fera une respiration semblable à celle
du 1er mouvement de l'exercice actuel ; mais les
arrêts de l'expiration seront *irréguliers*.

3me Mouvement. — Écho.

L'élève fera une respiration semblable à celle
du 1er mouvement de l'exercice actuel ; mais les sons

----

[1] Cet exercice a pour but d'enseigner à l'élève à ouvrir
et à fermer la glotte à volonté afin d'en être le maître dans
des conditions, d'abord, très faciles.

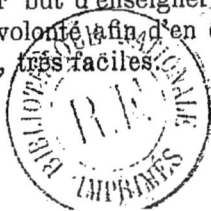

3

de voix seront tantôt forts tantôt faibles tout en conservant la même note ; entre les sons, l'élève se surveillera pour faire servir la *même expiration et pour ne pas avaler de l'air par le nez.*

4ᵐᵉ Mouvement. — Tension des lèvres en arrière.

(¹) | a | é | i.

5ᵐᵉ Mouvement. — Froncement des lèvres en avant.

| o | e | u.

---

¹ Nota pour cet exercice et les suivants :

Chaque fois que l'élève trouvera un trait vertical il devra inspirer méthodiquement, selon l'indication du 2ᵐᵉ mouvement du 1ᵉʳ exercice ; il ne commencera à prononcer la lettre ou la syllabe que lorsqu'il expirera.

Pour donner de l'énergie à la langue et l'habituer à manœuvrer vers le palais, l'élève — dans le 4ᵐᵉ et le 5ᵐᵉ mouvement de cet exercice ainsi que dans l'exercice suivant — appliquera fortement sa langue contre le commencement de la voute palatine.

ARTICLE 3
Jeu du mécanisme de l'articulation.
Le pétrin de la parole.

---

§ 1. Manœuvre labiale des voyelles diphtongues.

3ME EXERCICE

(3 Mouvements)

1er Mouvement. — Diphtongues de voyelles exigeant
la tension des lèvres en arrière.

⁽¹⁾ | a - é | é - a | é - i.
| i - é | a - i | i - a.

2me Mouvement. — Diphtongues de voyelles exigeant
le froncement des lèvres en avant.

| o - e | e - o | e - u.
| u - e | o - u | u - o.

¹'Nota pour cet exercice et les suivants :

1o Chaque fois que l'élève trouvera un trait horizontal
entre deux lettres ou deux syllabes il séparera et pétrira
par son articulation les deux lettres ou les deux syllabes
séparées par ce trait.

2o Chaque fois qu'il prononcera une syllabe formée par
une lettre seule ou par deux lettres, il battra la mesure
avec l'avant-bras à un temps; il articulera très lentement,
même les syllabes muettes en exagérant toujours beaucoup les mouvements de la mâchoire et des lèvres. La
mesure battue énergiquement, le pouce appliqué contre
l'index (Dr Colombat) lui rappellera l'énergie qu'il doit
dépenser pour la correction de son bégaiement.

3ᵐᵉ Mouvement. — Diphtongues de voyelles exigeant des mouvements composés de tension des lèvres en arrière et de froncement des lèvres en avant.

a – o	o – a	é – e	e – é.
u – i	i – u	a – e	e – a.
a – u	u – a	é – u	u – é.
i – o	o – i	i – e	e – i.
é – o	o – é.		

———

§ 2. Labiales consonnes.

Articulation des labiales consonnes.
Articulation des syllabes correspondantes à ces labiales.
Articulation des mots où ne se trouvent
que ces syllabes.

4ME EXERCICE

(7 Mouvements)

1er Mouvement. — Consonnes labiales du 1er groupe.

| b - p - m.

2me Mouvement.
Syllabes correspondantes aux labiales du 1er groupe.

ab – éb – ib	ob – eb – ub.
ba – bé – bi	bo – be – bu.
ap – ép – ip	op – ep – up.
pa – pé – pi	po – pe – pu.
am – ém – im	om – em – um.
ma – mé – mi	mo – me – mu.

3me Mouvement. — Mots où ne se trouvent
que des syllabes du 2me mouvement. (¹)

| a-ppeau + a-mi | am-be + a-pi.
| a-bbé + â-me | é-mu + é-pée.
| au-be + bam-bou | bau-me + Bom-bay
| Pa-pe + bom-be | po-è-me + Mo-ab.
| pa-pa + mê-me | po-mme + pi-pé.
| po-pe + mi-o-pe | Pom-pé-i+bo-è-me
| Ba-pau-me + pâ-mé.

4me Mouvement. — Consonnes labiales du 2me groupe.

| f - v.

5me Mouvement.
Syllabes correspondantes aux labiales du 2me groupe.

| af - éf - if | of - ef - uf.
| fa - fé - fi | fo - fe - fu.
| av - év - iv | ov - ev - uv.
| va - vé - vi | vo - ve - vu.

6me Mouvement. — Mots où ne se trouvent
que des syllabes du 5me mouvement.

| a - veu + É - ve | vif + fau - ve.
| veuf + veau + fè-ve | vi- ve + Fa-va.

¹ Le signe + indiquera toujours la séparation des mots.

**7ᵐᵉ Mouvement. — Mots où ne se trouvent
que des consonnes labiales des deux groupes mêlés.**

| a-ffa-mé | é-pa-ve | Pa-vie+Vam-ba.
| mau-ve + bou-ffi | ba-ve + fu-mée.
| bi-ffé + ba-fou-é | fe-mme + pa-vé.

Avis. — Après cet exercice l'élève devra faire, très souvent pendant la journée durant le traitement ainsi qu'après, le résumé des exercices de la gymnastique verbale qui est indiqué Iʳᵉ partie, conseil n° 16 au Manuel.

§ 3. Linguales.

Articulation des consonnes linguo-dentales.

Articulation des syllabes correspondantes aux linguo-dentales.

Articulation des mots où ne se trouvent que ces syllabes.

Articulation des consonnes linguo-palatales.

Articulation des syllabes correspondantes aux linguo-palatales.

Articulation des mots où ne se trouvent que ces syllabes.

5ME EXERCICE
(6 Mouvements)

1er Mouvement. — Consonnes linguo-dentales.

| d – t.

2me Mouvement. — Syllabes correspondantes aux linguo-dentales.

ad –	éd –	id	od –	ed –	ud.
da –	dé –	di	do –	de –	du.
at –	ét –	it	ot –	et –	ut.
ta –	té –	ti	to –	te –	tu.

**3me Mouvement. — Mots où ne se trouvent
que des syllabes précédentes.**

é-di-té	i-di-o-te	de-tte + ta-tou.
é-tu-de	a-tti-é-di	é-ta-pe.
ta-tou-é	tùy-au-té	tou-te + do-té.
da-te + tê-te	do-du + dou-te	é-tê-té.
di-te + ta-té	da-da + do-do	dé-di-é

4me Mouvement. — Consonnes linguo-palatales.

| l - n - r.

5me Mouvement.

Syllabes correspondantes aux linguo-palatales.

al - él - il	ol - el - ul.
la - lé - li	lo - le - lu.
an - én - in	on - en - un.
na - né - ni	no - ne - nu.
ar - ér - ir	or - er - ur.
ra - ré - ri	ro - re - ru.

6me Mouvement.

Mots où ne se trouvent que les syllabes précédentes.

an - nu - el	en - rô - leur.
a - ri - en	â - ne - rie.
an - nu - lé	a - rè - ne.
or - né + El - ne	o - lè - ron.
e - rreur + O - ran	é - rin + lui - re.
leur + rou - lé	ru - ral + lu - ne.
leu - ré + Ly - on	O - ri - on.

4

§ 4. Suite des linguales, linguo-palatales.

Articulation des linguo-palatales soufflées.

Articulation des syllabes correspondantes aux linguo-palatales soufflées.

Articulation des mots où ne se trouvent que ces syllabes.

Articulation des linguo-palatales mouillées.

Articulation des syllabes correspondantes aux linguo-palatales mouillées.

Articulation des mots où ne se trouvent que ces syllabes.

Articulation des linguo-palatales gutturales.

Articulation des syllabes correspondantes.

Articulation des mots où ne se trouvent que ces syllabes.

6ME EXERCICE

(9 Mouvements)

1er Mouvement. — Linguo-palatales soufflées.

| cha – j – s – z.

2me Mouvement. — Syllabes correspondantes.

ach - éch - ich	och - ech - uch.
cha - ché - chi	cho - che - chu.
aj - éj - ij	oj - ej - uj.
ja - jé - ji	jo - je - ju.
as - és - is	os - es - us.
sa - sé - si	so - se - su.
az - éz - iz	oz - ez - uz.
za - zé - zi	zo - ze - zu.

3me Mouvement.
Mots où ne se trouvent que ces syllabes.

| Jé-sus + Za-chée | Su-ez + cha-sse.
| cha-ssi-eux+é-cha-sse | jou-jou+chai-se.
| sou-cis + chau-ssé | é-chu + ju-ché.
| sei-ze + Su-i-sse | a-ssez + ja-sé.

4me Mouvement. — Linguo-palatales mouillées.

| gna - lla.

5me Mouvement. — Syllabes correspondantes.

| agn - égn - ign | ogn - egn - ugn.
| gna - gné - gni | gno - gne - gnu.
| all - éll - ill | oll - eull - ull.
| lla - llé - lli | llo - lle - llu.

6me Mouvement.
Mots où ne se trouvent que ces syllabes.

| ail + a-gneau | Ille + œil.

7me Mouvement. — Linguo-palatales gutturales.

| gue - k - x.

8me **Mouvement.** — **Syllabes correspondantes.**

ag – ég – ig	og – eug – ug.
ga – gué – gui	go – gue – gu.
ak – ék – ik	ok – euk – uk.
ka – ké – ki	ko – ke – ku.
ax – éx – ix	ox – eux – ux.
xa – xé – xi	xo – xe – xu.

9me **Mouvement.**
Mots où ne se trouvent que ces syllabes.

a - qui - a	é - cho + y - ack.
gai-+co-que+quai	qui + co - co.
go-a + quoi-que	ca - ca - o.
a - xe + ex - act	e-xi-gu+ex-œ-quo.

§ 5.

Articulation des consonnes demi-explosives.

Articulation des mots où ne se trouvent que ces consonnes.

Articulation des consonnes explosives.

Articulation des mots où ne se trouvent que ces consonnes.

7ᴹᴱ EXERCICE

(4 Mouvements)

1ᵉʳ Mouvement. — Consonnes demi-explosives.

| b - d - gue.

2ᵐᵉ Mouvement.

Mots où ne se trouvent que des demi-explosives.

| ai - gu + o - de | E - dda + Ba - de.
| da - gue + go - go | Go - doy + gui - de.
| Bè - de + Gad | Bou-ddha + Bag-dad
| ba - gue + A - gag | bè - gue + dau - be.
| ba - ba + be - deau | ba - dau - de.
| bé - bé + bi - gue | bou - dé + do - gue.

3ᵐᵉ Mouvement. — Consonnes explosives.

| p - t - k.

4me Mouvement.
Mots où ne se trouvent que des explosives.

é - po - que	cou-que + pac-te.
co - peau + pic	ké - pi + Ca - pet.
ta-quet + cap-té	tic-tac + tou-pet.
tu - tti + coq	a - po - co - pe.
cou-teau + Poi-tou	Pâ-ques + cop-te.
a - ppé - tit	co - pi - é.
a - tta - que	Ca - poue.
cô - té	a - tti - que.
é - pa - té	pa - ta - te.
quo - ti - té	é - pi - que.
cou - pe - queue	u - to - pie.
ca - que - té	E - pic - tè - te.
ta - po - té	é - pi - kie.
ta - pet - te	é - qui - pe.
pa - pau - té	pi - é - té.
I - tha - que	pe - ti - te.
ti - que - té	é - ti - que.
ca - po - te	é - pi - thè - te.
co - quet - te	é - po - pée.
tac - ti - que	é - pac - te.
op - ti - que	pi - co - té.
pi - quet - te	to - pi - que.
a - pa - thi - que	ta - pi - o - ka.
hy - po - thè - que	é - ti - quet - te.
cou - pe-tê - te	cou - pe-pâ - te.

§ 6.

Articulation des syllabes, à consonnes composées.

Articulation
des mots ayant deux syllabes à consonnes composées.

8ME EXERCICE

(2 Mouvements)

1er Mouvement. — **Syllabes à consonnes composées.**

| bla - blé - bli | blo - ble - blu.
| bra - bré - bri | bro - bre - bru.
| cla - clé - cli | clo - cle - clu.
| cra - cré - cri | cro - cre - cru.
| dra - dré - dri | dro - dre - dru.
| fla - flé - fli | flo - fle - flu.
| fra - fré - fri | fro - fre - fru.
| gla - glé - gli | glo - gle - glu.
| gra - gré - gri | gro - gre - gru.
| pla - plé - pli | plo - ple - plu.
| pra - pré - pri | pro - pre - pru.
| sta - sté - sti | sto - ste - stu.
| stra - stré - stri | stro - stre - stru.
| tra - tré - tri | tro - tre - tru.
| vla - vlé - vli | vlo - vle - vlu.
| vra - vré - vri | vro - vre - vru.

2me Mouvement.
Mots ayant deux consonnes composées.

tri – an – gle	blâ - ma - ble.
tri - mes - tre	Saint-Pé-ters-bourg
spec – ta – cle	tri - gli - phe.
a - ppren - dre	tri - glo - tte.
trans - plan - té	pré - ten - dre.
bric-à-brac	spa - ra - drap.
Bre - ta - gne	pro - vi - gné.
bre - dou - iller	gra - pi - ller.
tri - ple - ment	trans - met - tre.
gras - dou - ble	plau - si - ble.
trin-gle + plâ-tre	croî-tre + trou-ble.
gla - bre + tri - ple	plas-tron + crain-dre.
tro-gnon+Sto-kolm	croî-tre+fla-grant.
pro-grès+Flan-dre	plain-dre +spec-tre
tri - pli - ca - ta	pra - ti - ca - ble
spec - ta - tri - ce	Clé - o - pa - tre.
égra - ti - gné	cryp-to-gra-phie.
pros - tra - ti - on	gra - pho - mè - tre.
pres - crip - ti - on	sté - no - gra - phe.
trans-mi-gra-ti-on	a-ppro - ba-tri -ce.
tran-subs-tan-ti-a-ti-on	plu -vi - o - mè - tre.

CHAPITRE II

Manœuvre simultanée et intelligente des trois mécanismes.

ARTICLE 4

Lecture de phrases courtes qui n'exigent qu'une seule inspiration.

9ME EXERCICE [1]

| **Ho**-no-rez +..... vos + pa-rents.

| **Se**-cou-rez +..... les + pau-vres.

| **C'**est + en for-geant +..... qu'on + de-vient + for-ge-ron.

---

[1] *Avis pour le 9me et le 10me exercice* :

1º L'élève fera ces deux exercices de lecture méthodique en traînant sur les syllabes et surtout en les liant, en les coulant. Il battra la mesure non équi-syllabique ; il donnera à sa voix un ton un peu chantant, rythmé, cadencé et avec des inflexions naturelles qui le préparera aux deux derniers exercices de la conversation ; ce qui sera le trait-d'union entre les 8 premiers, purement organiques, sur le même ton et les deux derniers, organico-psychiques. Il *pétrira chaque syllabe* en faisant les mouvements accentués et inverses de ses lèvres.

2º Il prolongera la voix à la 1re syllabe de chaque expiration ; ce traînement de la voix est marqué par des lettres grasses.

3º Il prolongera et élèvera la voix là où le sens de la phrase l'exige et fera entendre même les syllabes muettes.

4º Les points qui se suivent indiquent que la voix doit se soutenir jusqu'à la syllabe suivante. Par conséquent, l'élève doit maintenir l'ouverture de la glotte et prévenir sa fermeture intempestive.

5

| **Un** + bien-fait +..... n'est + ja-mais + per-du.

| **Cher**-chez +..... et + vous + trou-ve-rez.

| **Le** + ciel +..... est + é-toi-lé.

| **Co**-nnai-ssez +..... vos + dé-fauts.

| **Il** + faut +..... ai-mer + Dieu.

| **Ne** + per-dez + pas +..... le + temps.

| **Ju**-das +..... tra-hit + Jé + sus.

| **Ca**-ïn +..... tu-a + A-bel.

| **Res**-pec-tez +..... le + nom + de + Dieu.

| **La** + vie +..... est + un + com-bat.

| **E**-vi-tez +..... les + mé-chants.

| **La** + mer +..... four-nit + le + sel.

| **Le** + de-voir +..... a-vant + le + plai-sir

| **Le** + chien +..... est + fi-dè-le.

| **Pen**-sez +..... à + l'a-ve-nir.

| **J'ai** + vi-si-té +..... Ro-me.

| **N'é**-cou-tez-pas +..... les + fla-tteurs.

| **Le** + buis +..... est + tou-jours + vert.

| **Jé**-sus +..... est + mort + pour + nous.

| **Par**-ler +..... c'est + dé-pen-ser.

| **E**-cou-ter +..... c'est + ac-qué-rir.

| **Le** + chant + du + ro-ssi-gnol +.....
est + très-beau.

| **Pe**-tit + poi-sson +..... de-vien-dra + grand.

| L'é-du-ca-ti-on +..... est + un tré + sor.
| Ces + jeu-nes-gens + ... s'é-ga-rent.
| Le + chat +..... a-ttra-ppe + la + sou-ris.
| Tout + i-gno-rant +..... est + es-cla-ve.
| Les + murs +..... ont + des + o-rei-lles.
| Re-ve-nons +..... à + nos + mou-tons.
| Hâ-tez-vous +..... len-te-ment.
| Ai-de-toi +..... le + ciel + t'ai-de-ra.
| C'est + le + mois +..... des + fleurs.
| A vain-cre + sans + pé-ril +..... on + tri-om-phe + sans + gloi-re.

ARTICLE 2
Lecture de phrases longues,
qui exigent plusieurs inspirations.

10ME EXERCICE

| Dis-moi + qui + tu + han-tes, + | je +
te + di-rai + qui + tu + es.

| U-ne + pa-ro-le + con-so-la-tri-ce + |
vaut + sou-vent + mieux + que +
de + l'or.

| La + lan-gue + du + ca-lom-ni-a-teur +
| est + ho-mi-ci-de + co-mme + l'é-pée.

| Le + co-mmer-ce + des + bons + quel-
que-fois + nous + co-rri-ge; + | mais +
ce-lui + des + mé-chants + tou-jours +
nous + per-ver-tit.

| La + plus + be-lle + pa-ru-re + du +
cœur + | c'est + la + pu-re-té.

| Il + ne + su-ffit + pas + de + re-co-nnaî-
tre + ses + fau-tes; + | mais + il +
faut + les + ré-pa-rer.

| Les + é-toi-les + co-mme + le + so-leil +
sont + des + as-tres + lu-mi-neux +
par + eux + mê-mes; + | A + l'œil +

nu + nous + en + com-ptons + plus +
de + dou-ze + cents; + | mais + à +
l'aide + du + té-les-co-pe + on + en +
voit + des + mi-lli-ons + | e-lles +
nous + pa-rai-ssent + pe-ti-tes; + | et +
ce-pen-dant + e-lles + sont + en +
gé-né-ral + plus + vo-lu-mi-neu-ses +
que + le + so-leil.

| Il + y + a + une + di-ffé-ren-ce + e-ssen-
ti-e-lle + en-tre + l'ho-mme + et + les +
a-ni-maux + | c'est + qu'il + est +
in-ven-teur + tan-dis + qu'ils + ne +
le + sont + pas. + | L'a-bei-lle + cons-
truit + au-jour-d'hui + sa + ru-che +
co-mme + au-tre-fois; + et + l'ho-mme
+ per-fec-ti-o-nne + ses + ha-bi-ta-
ti-ons.

| Le + corps + hu-main + est + com-po-
sé + | d'u-ne + mul-ti-tu-de + d'or-ga-
nes + qui + ont + cha-cun + des +
fonc-ti-ons + par-ti-cu-li-è-res.

| Le + pain + est + fait + d'u-ne + pâ-te +
de + fa-ri-ne + pé-trie + a-vec + soin +
| fer-men-tée + et + cui-te + au +
four. + | Au + sor-tir + du + four +
le + pain + est + ten-dre + et + d'un +
très-bon + goût; + | mais + il + est +
in-di-ges-te + et + peut + dé-ter-mi-

ner + les + plus + gra-ves + in-dis-
po-si-tions. + | Il + faut + a-tten-dre +
pour + le + manger + qu'il + soit +
un + peu + ra-ssis.

| L'eau + est + la + pre-mi-è-re + des +
boi-ssons + | c'est + au-ssi + la +
plus + sai-ne + pour-vu + qu'e-lle +
soit + lim-pi-de + et + sans + o-deur +
| Il + faut + é-vi-ter + de + boi-re +
de + l'eau + fraî-che + quand + on +
a + bien + chaud, + | sur-tout + si +
l'on + ne + man-ge + pas. + | L'ou-
bli + de + ce + con-seil + pro-duit +
de + gra-ves + ac-ci-dents + et + par-
fois + a-mè-ne + la + mort.

| L'e-xer-ci-ce + mo-dé-ré + dé-ve-lo-
ppe, + for-ti-fie + et + a-ssou-plit +
les + mèm-bres. + | Il + rend + la +
cir-cu-la-ti-on + du + sang + plus +
ac-ti-ve + et + la + di-ges-tion + plus +
fa-ci-le; + | il + ex-ci-te + l'a-ppé-
tit + et + pré-pa-re + au + so-mmeil +
ré-pa-ra-teur [1].

---

[1] L'élève continuera les lectures méthodiques sur les
conseils aux bègues ou sur un des chapitres du manuel ou
sur un livre à son choix. Mais il ne doit pas oublier qu'un
quart d'heure de conversation méthodique vaut mieux
qu'une heure de lecture, même lorsqu'elle est faite méthodiquement.

DEUXIÈME PARTIE

MANŒUVRE PSYCHO-ORGANIQUE

11ME EXERCICE

(10 Mouvements gradués)

1er Mouvement.
Récitation méthodique [1] sur le même ton.

L'élève récitera *méthodiquement* seul ou devant son professeur, sur le *même ton;* mais il faut qu'il sache imperturbablement l'objet de sa récitation; si le mot ne lui vient pas, il s'arrêtera jusqu'à ce qu'il puisse le lire dans sa mémoire comme sur un livre ouvert devant lui. Il prononcera le nom des nombres cardinaux les uns à la suite des autres et en ayant soin d'inspirer avant d'avoir terminé sa provision d'air.

2me Mouvement.
Récitation méthodique sur des tons variés.

L'élève récitera *méthodiquement,* seul ou devant son professeur, non sur le ton écolier, mais sur des *tons variés* indiqués par le sens de la phrase et d'une manière intelligente.

[1] Voir le manuel Ire partie, conseil 21.

3ᵐᵉ Mouvement. — Monologue solitaire méthodique

L'élève *étant seul* parlera méthodiquement en traduisant, à voix ordinaire, ses pensées tantôt en s'adressant la parole à lui-même et tantôt en s'adressant à un interlocuteur supposé auquel il fera des questions et auquel il répondra.

4ᵐᵉ Mouvement.
Narration méthodique faite devant le professeur.

L'élève *racontera* méthodiquement à son professeur, à ses parents ou à ses amis soit ce qu'il a fait dans la matinée, soit un fait historique qu'il aura lu, étudié et préparé d'avance.

5ᵐᵉ Mouvement.
Narration méthodique non préparée.

Le professeur racontera des anecdotes ou des faits historiques *inconnus* de l'élève qui, aussitôt après, les redira *méthodiquement*.

6ᵐᵉ Mouvement. — Traduction méthodique préparée.

L'élève traduira en langue morte, en langue vivante ou en langue vulgaire quelques phrases françaises préparées d'avance.

7ᵐᵒ Mouvement.
Traduction méthodique non préparée.

L'élève traduira en langue morte, en langue vivante ou en langue vulgaire quelques phrases françaises non préparées d'avance et qui, séance tenante, seront indiquées par le professeur.

8me Mouvement.
Conversation méthodique avec le professeur.

L'élève causera *méthodiquement* avec son professeur sur des sujets connus ; sur la santé, sur la pluie et le beau temps.

9me Mouvement.
Conversation méthodique entre deux élèves
devant le professeur.

L'élève causera méthodiquement et familièrement avec un de ses condisciples devant le professeur.

10me Mouvement.
Conversation méthodique avec les parents et les amis

Pendant les intervalles des leçons l'élève causera, fréquemment mais toujours méthodiquement, avec ses parents et ses amis. Si dans ces conversations il bégaie, en ne sachant pas se surveiller, nous le condamnons au silence ; car en se livrant ainsi à ce mouvement mal exécuté, *par sa faute*, il perdrait plus qu'il ne gagnerait.

Suite de la manœuvre psycho-organique.

12ᴹᴱ EXERCICE

(7 Mouvements gradués)

1ᵉʳ Mouvement. — Réponses méthodiques.

L'élève fera des réponses lentes, méthodiques à des questions courtes que lui posera le professeur d'une manière brusque et inattendue.

2ᵐᵉ Mouvement. — Discussions méthodiques.

Le professeur provoquera l'élève à des discussions sur des objets connus et controversés. Il contredira l'élève qui sera obligé de se défendre et qui fera ainsi la petite guerre verbale.

3ᵐᵉ Mouvement.
Récitation, conversation, improvisation méthodique devant un nombreux auditoire.

L'élève récitera, causera, improvisera au moins les mots de quelques phrases, devant beaucoup de personnes.

4ᵐᵉ Mouvement.
Commissions et visites méthodiques.

L'élève fera des commissions et des visites chez des personnes connues.

5me Mouvement.
Conversation méthodique avec des étrangers ou des supérieurs.

L'élève cherchera, comme une bonne aubaine, l'occasion de causer, méthodiquement, avec des étrangers ou des supérieurs.

6me Mouvement. — Jeu méthodique.

L'élève jouera avec ses parents ou ses amis et fera sur la marche du jeu ses observations d'une manière méthodique; mais s'il est jeune, il ne doit pas faire cet exercice sans être surveillé par ses parents; car si le jeu mouvementé est très utile pour la correction du bègue, il constitue, aussi, un écueil dangereux s'il n'est pas fait méthodiquement.

7me Mouvement. — Émotions subites.

Les parents feront éprouver à l'élève des émotions subites de joie ou de peine et celui-ci devra parler méthodiquement, alors qu'il sera encore sous le coup de l'émotion.

TABLE

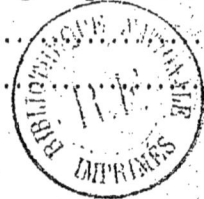